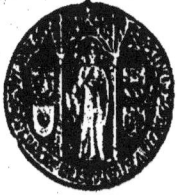

De la

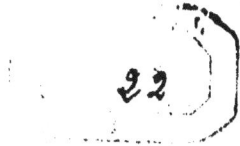

Paralysie Agitante

Hystérique

MONTPELLIER

G. Firmin, Montane et Sicardi

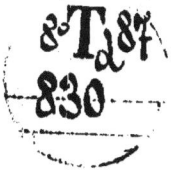

DE LA
PARALYSIE AGITANTE
HYSTÉRIQUE

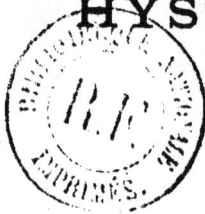

PAR

Lucien VALENTIN

DOCTEUR EN MÉDECINE

❦

MONTPELLIER
IMPRIMERIE Gustave FIRMIN MONTANE et SICARDI
Rue Ferdinand-Fabre et quai du Verdanson
—
1908

PERSONNEL DE LA FACULTÉ

MM. MAIRET (✳) . . . . DOYEN
SARDA . . . . ASSESSEUR

Professeurs

Clinique médicale	MM. GRASSET (✳)
Clinique chirurgicale	TEDENAT (✳).
Thérapeutique et matière médicale. . . .	HAMELIN (✳)
Clinique médicale	CARRIEU.
Clinique des maladies mentales et nerv.	MAIRET (✳).
Physique médicale.	IMBERT.
Botanique et hist. nat. méd.	GRANEL.
Clinique chirurgicale.	FORGUE (✳)
Clinique ophtalmologique.	TRUC (✳).
Chimie médicale.	VILLE.
Physiologie.	HEDON.
Histologie	VIALLETON.
Pathologie interne.	DUCAMP.
Anatomie.	GILIS.
Opérations et appareils	ESTOR.
Microbiologie	RODET.
Médecine légale et toxicologie	SARDA.
Clinique des maladies des enfants . . .	BAUMEL.
Anatomie pathologique.	BOSC.
Hygiène.	BERTIN-SANS (H.)
Pathologie et thérapeutique générales . .	RAUZIER.
Clinique obstétricale.	VALLOIS.

Professeurs adjoints : MM. DE ROUVILLE, PUECH
Doyen honoraire : M. VIALLETON
Professeurs honoraires : MM. E. BERTIN-SANS (✳), GRYNFELTT
M. H. GOT, Secrétaire honoraire

Chargés de Cours complémentaires

Clinique ann. des mal. syphil. et cutanées	MM. VEDEL, agrégé.
Clinique annexe des mal. des vieillards. .	VIRES, agrégé.
Pathologie externe	LAPEYRE, agr. lib.
Clinique gynécologique.	DE ROUVILLE, prof. adj.
Accouchements.	PUECH, Prof. adj.
Clinique des maladies des voies urinaires	JEANBRAU, agr.
Clinique d'oto-rhino-laryngologie	MOURET, agr. libre.

Agrégés en exercice

MM. GALAVIELLE	MM. SOUBEIRAN	MM. LEENHARDT
VIRES	GUERIN	GAUSSEL
VEDEL	GAGNIERE	RICHE
JEANBRAU	GRYNFELTT Ed.	CABANNES
POUJOL	LAGRIFFOUL.	DERRIEN

M. IZARD, secrétaire.

Examinateurs de la Thèse

MM. CARRIEU, président.	MM. LEENHARDT, agrégé.
BOSC, professeur.	GAUSSEL, agrégé.

A LA MÉMOIRE DE MON PÈRE

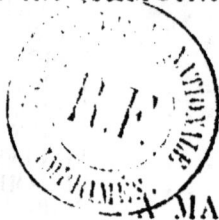

A MA MÈRE

A MON FRÈRE ET A MES SOEURS

A TOUS MES PARENTS

MEIS ET AMICIS

L. VALENTIN.

AVANT-PROPOS

Avant de commencer ce travail, qui sera notre dernier acte de scolarité, notre première idée a été pour tous nos parents. Nous ne saurions oublier leur dévouement et leur constante sollicitude ; qu'ils soient donc assurés que nous ne faillirons pas à la dette de reconnaissance contractée envers eux. Elle ne peut s'exprimer par des mots mais ils peuvent compter sur notre affection sans bornes.

Et au moment de quitter la Faculté de Montpellier, vieille métropole de la science médicale, dont l'origine se perd dans la nuit des siècles écoulés et qui garde encore une belle part de son ancien prestige, nous tenons à dire combien nous sommes fiers de l'éducation reçue dans cette vieille École.

Sur le point d'entrer dans la carrière médicale et d'appliquer les principes reçus nous avons à cœur de remercier tous nos Maîtres, qui ont bien voulu s'intéresser à nous et guider nos premiers pas dans la médecine. A leur contact, non seulement nous avons enrichi nos connaissances de leurs précieux enseignements, mais nous avons recueilli les exemples de bonté, de dévouement et de toutes les qualités qui font de l'art médical un véritable sacerdoce. Nous y joignons tous ceux qui, de près ou de loin, ont contribué au perfectionnement de nos études. Et nous ne saurions omettre les amis sûrs que nous avons trouvés près de nous, partageant mutuellement les heures tristes et gaies de notre vie d'étudiant. Point n'est besoin de citer des noms, ils se reconnaîtront dans ces lignes, pâle reflet de l'affection que nous leur portons au fond du cœur.

Nous remercions particulièrement M. Gaussel, professeur-agrégé, dont le concours dévoué ne nous a jamais fait défaut, qui nous a fourni l'idée de ce travail, une observation importante et toute personnelle, et de précieuses indications, et M. le professeur Carrieu, qui nous a fait l'honneur d'accepter la présidence de notre thèse ; nous ne saurions dire ici tout le fruit que nous avons retiré de son enseignement clinique et pratique.

M. le professeur Tédenat nous a témoigné durant tout le cours de nos études une bienveillance et une bonté dont nous garderons toujours un reconnaissant et respectueux souvenir.

M. le professeur Estor nous a rendu de nombreux et inoubliables services ; qu'il reçoive ici le témoignage de notre vive gratitude.

DE LA
PARALYSIE AGITANTE
HYSTÉRIQUE

HISTORIQUE

C'est en 1817 que James Parkinson le premier donna une description claire et précise de cette affection essentiellement caractérisée, non comme son nom de Paralysie agitante semble l'indiquer, par une paralysie véritable, mais par de la rigidité musculaire et du tremblement. Elle a été encore définie : « un tremblement spécial et un trouble permanent de l'énergie musculaire». (Grasset et Rauzier.) L'ouvrage de Parkinson était intitulé : « Essay on the shaking palsy », mais depuis Charcot, pour éviter toute équivoque, on l'appelle plus volontiers maladie de Parkinson. Certains pathologistes ont prétendu trouver décrits, dans des publications plus anciennes, tous les caractères de la paralysie agitante sous diverses appellations : chorea festinas (Sauvages), Scelotyrbe festinas (Sagar).

Quoi qu'il en soit, malgré le tableau caractéristique qu'en a tracé Parkinson et des faits analogues signalés en Angleterre et en Allemagne par Marshall, Hall, Stokes,

Graves, Romberg, Colin, Koller, et en France par G. Sée et Trousseau, la paralysie agitante n'a revêtu son cachet d'individualité que depuis les travaux de Charcot et de ses élèves. Ordenstein (thèse de 1867) la différencie nettement de la sclérose en plaques, affection avec laquelle elle était souvent confondue en clinique. Bourneville et Guérard insistèrent également sur ce point. G. Sée et Trousseau l'ont étudiée dans ses rapports avec la chorée. En 1876, Charcot démontre que le tremblement n'est pas un symptôme absolument nécessaire et établit qu'il existe des formes frustes de cette maladie. Le travail de Boucher en 1877 est consacré au même sujet. Depuis, de nombreux travaux ont paru, les uns ayant trait à l'étude clinique, les autres à l'étiologie, d'autres enfin à l'anatomie pathologique. Une telle énumération serait fastidieuse et surchargerait ce travail par une bibliographie bien inutile, notre souci n'étant pas de traiter de la paralysie agitante sous sa forme classique. Quant aux rapports qui unissent dans certains cas particuliers cette affection avec l'hystérie, en d'autres termes jusqu'à quel point l'hystérie adopte-t-elle le masque parkinsonnien, la question n'a jamais été complètement élucidée. Les uns ont admis qu'il existait un tremblement hystérique analogue à celui de la paralysie agitante, et les observations de ce genre abondent. Au cours de cette thèse nous le démontrons amplement en citant les observations de Rendu, Ormerod, Bonnet, Oppenheim et Greidemberg, etc. Les autres n'ont été frappés que par la perturbation produite dans le système musculaire et ont mis ce seul symptôme sur le compte de l'hystérie. En 1888, Blocq consacre une thèse aux contractures hystériques, et depuis les observations se sont multipliées ayant trait à des faits semblables, allant dans cet ordre d'idées depuis la simple parésie jusqu'aux véritables monoplégies et hémiplégies. Vulpian considérait la raideur parkinsonnienne comme relevant de la contracture spasmodique. Bolanos y Fundora, dans sa thèse de 1885 sur les paralysies hystériques, nous donne des exemples de contracture en tout analogues à celles qu'on rencontre dans la paralysie agitante, entraînant des déviations et des déformations semblables. Mais malgré de nombreux travaux déjà publiés, les auteurs sont loin d'être arrivés à toute la précision désirable sur cette question.

Puisqu'il semble néanmoins définitivement admis que l'hystérie peut simuler quelques symptômes de la maladie de Parkinson, il était, nous semble-t-il, indiqué de poser le problème suivant. L'hystérie peut-elle nous présenter le syndrome parkinsonnien au complet, en d'autres termes, créer de toutes pièces cette affection ? Ce travail n'a pas d'autre but que de permettre de se faire une opinion à ce sujet. Aussi, après avoir repris quelques cas publiés jusqu'à ce jour où l'hystérie entre pour une grande part dans la nosologie de la maladie, nous relatons une observation qu'il nous a été donné d'observer à l'Hôpital Suburbain au mois de mai 1906, qui nous permit d'adopter des conclusions tout à fait affirmatives.

NATURE ET PATHOGÉNIE DE LA MALADIE
DE PARKINSON CLASSIQUE

Nous ne saurions omettre de parler de la nature de la maladie de Parkinson. Toutefois dans le cadre restreint de ce modeste travail, il serait superflu de discuter toutes les théories émises à ce sujet. La question est loin d'être résolue à l'heure actuelle et la divergence des opinions à cet égard persiste ou même tend à s'accroître.

Pour Charcot, et Grasset se range à cette manière de voir, il s'agit d'une névrose ne reconnaissant aucune lésion qui lui soit propre, tant celles-ci sont multiples et variées, quelques unes appartenant à la sclérose en plaques. A côté de cette opinion, la plus ancienne, nombreux sont ceux qui regardent la paralysie agitante comme une affection organique des centres nerveux, mais l'accord ne se fait guère quand il s'agit de préciser le siège et la nature de ces lésions. Sont-elles spécialisées avec un siège fixe : la protubérance (Borgherini), ou pouvons-nous penser avec Dubief à une pigmentation anormale des cellules des cornes antérieures de la moelle, et à des lésions diffuses de sénilité (Demange) d'une sorte de proliféra-tion névroglique avec envahissement et atrophie des centres? Dans une publication récente (*Semaine médicale* du 17 juillet 1907) nous trouvons la pathogénie de cette affection exposée en termes nets et précis. D'après M. Camp la précision de ses traits cliniques joints à une « évolution progressive et régulière des symptômes qui en traduisent l'apparition porte à penser que cette affection doit être rayée du cadre des névroses, c'est à dire des maladies sans lésions ». Sur 14 cas étudiés par lui au point de vue du substratum anatomique, dans huit cas, outre le système nerveux, les muscles et les nerfs périphériques étaient intéressés, dans deux cas les glandes vasculaires sanguines l'étaient aussi. Voici du reste quelles étaient ces lésions.

1° Lésions du système nerveux. *a*) Sclérose des vaisseaux de la moelle rendant appréciables les plus fins capillaires.

b) Proliférations névrogliques (6 cas).

c) Pigmentation en chromatolyse des cellules des cornes antérieures de la moelle.

Le reste du système nerveux serait normal d'après cet auteur.

2° Lésions du système musculaire. Il s'agit ici du système musculaire strié. Les lésions frappent de préférence les muscles qui présentent de la rigidité et du tremblement, toujours d'après un ordre identique et en rapport avec leur richesse en faisceaux neuro-musculaires (le diaphragme par exemple qui est dépourvu de ces faisceaux ne serait jamais frappé). Cette lésion des faisceaux neuro-musculaires est bien faite pour éclairer le processus du tremblement.

3° Lésions des glandes vasculaires sanguines. Camp a trouvé des signes d'infiltration graisseuse et de dégénérescence.

Quoi qu'il en soit, relativement à la valeur de ces diverses opinions, qu'on regarde la maladie de Parkinson comme

une névrose ou comme une maladie à lésions bien défi-
nies portant sur le système nerveux, sur le système musculaire, et cette remarque était déjà faite par Gabriel
Gauthier en 1888 (*Lyon médical*), et même sur les glandes de l'économie, peu nous importe.

Il y aurait peut-être un moyen rationnel de concilier
toutes ces opinions justifiées en quelque sorte par cette
variabilité, cette multiplicité de lésions correspondant à
une grande diversité dans les formes et l'évolution de la
maladie. Ce serait d'admettre que le terme de névrose
n'implique pas forcément la non existence d'une lésion
anatomique comme fond de l'affection, mais signifie qu'il
existe « une perturbation dans une ou plusieurs fonctions
et qu'on ne leur a pas encore trouvé de concordance avec
une lésion définie qui les tiendrait sous sa dépendance ».
Alors il n'y aurait pas d'inconvénient à employer le terme
de névrose, et si, comme l'écrivait M. le professeur Grasset en 1892, « les progrès de l'anatomie pathologique
peuvent seuls mettre sur la voie », il est permis de croire
que ces données scientifiques finiront par nous donner
un résultat concluant.

SYMPTOMATOLOGIE DE LA MALADIE DE PARKINSON CLASSIQUE

I. PÉRIODE DE DÉBUT

Nous admettrons dans notre description 3 périodes dans la maladie de Parkinson : une période de début, une période d'état et une période terminale.

La paralysie agitante se développe tantôt lentement et progressivement, tantôt d'une façon brusque et soudaine.

Début lent. — Dans la plupart des cas le début est insidieux, la maladie s'annonce comme bénigne ; un tremblement lent à petites oscillations atteint un pied ou une main, ou même le pouce uniquement. A ce moment le tremblement n'est que passager et transitoire. Un peu plus tard il gagne en intensité et en persistance et envahit de proche en proche les parties jusque-là demeurées indemnes. L'envahissement direct est le plus fréquent, c'est-à-dire que si le tremblement a débuté dans la main gauche il envahit ensuite le pied gauche et gagne dans la suite la main droite et le pied droit ; néanmoins on peut observer, quoique plus rarement, l'envahissement croisé, c'est-à-dire que la main droite, le pied gauche sont successivement atteints.

Le tremblement peut porter pendant longtemps sur les

membres d'un seul côté (forme hémiplégique) ou encore
sur les deux membres inférieurs (forme paraplégique); il
n'atteint presque jamais la tête.

Dans certains cas le tremblement peut être précédé
par certains phénomènes prodromiques tels que fatigue
considérable, douleurs rhumatoïdes ou névralgiques occu-
pant les parties du corps qui seront plus tard intéressées
par le tremblement.

Début brusque. — S'il est de règle que la maladie de
Parkinson se développe d'une façon lente et progressive,
dans certains cas cependant on voit, à la suite d'une émotion considérable, ce tremblement s'installer d'emblée et
d'une façon définitive sur tout un membre, voire même sur
tous les membres à la fois.

II. — Période d'état

Deux symptômes fondamentaux, le tremblement et la
rigidité musculaire, caractérisent la paralysie agitante ;
à ces deux grands symptômes on peut en ajouter une série
d'autres, d'importance beaucoup moindre, et que nous
décrirons sous la rubrique de symptômes subjectifs.

A. Tremblement. — Le symptôme qui attire, le premier,
l'attention de l'observateur, c'est le tremblement. Ce
symptôme est, en effet, celui qui apparaît habituellement
le premier au cours de l'évolution de la maladie, il est
aussi d'une observation plus facile et Parkinson l'avait
observé alors que la rigidité ne fut bien décrite que par
Charcot.

Caractères. — Le tremblement de la paralysie agitante

est à oscillations régulières et d'amplitude modérée, à succession lente (2 à 3 oscillations par seconde). Il se manifeste durant tout l'état de veille, pour disparaître le soir quand survient le sommeil, mais il réapparaît aussitôt que cesse ce dernier.

Même dans l'état de veille, le tremblement peut subir une atténuation ou une exagération passagère, c'est ainsi qu'il s'atténue parfois pendant l'accomplissement des actes volontaires, mais les efforts et les émotions morales l'exagèrent et l'on peut même observer des paroxysmes sans cause apparente.

Le tremblement parkinsonien n'atteint pas également toutes les parties du corps mais plus particulièrement les membres et surtout les extrémités. Au membre supérieur du côté de la main, le pouce se meut sur les autres doigts en exécutant des oscillations rythmées qui rappellent jusqu'à un certain point l'image de certains mouvements coordonnés, tels que l'acte de rouler un crayon, une boulette de papier ou de compter de la monnaie. Chez d'autres malades, les actes sont encore plus complexes et rappellent l'acte d'émietter du pain.

Au membre inférieur, le pied présente des mouvements d'extension et de flexion successifs, sur la jambe. Ces mouvements sont surtout faciles à observer quand le malade est assis. On dirait alors qu'il pédale sans cesse. Un des caractères importants du tremblement parkinsonien, c'est que la tête est en général indemne et n'a pas de mouvement propre, mais seulement quelques mouvements provoqués par la vibration des membres. La face participe parfois aux vibrations rythmées, il n'est pas rare d'observer des vibrations labiales qui ont été comparées à celles que présente parfois le museau du lapin ; on dirait que le malade marmotte une litanie interminable.

Enfin la langue elle-même est animée d'un tremblement assez accusé, et qui augmente lorsqu'elle est tirée hors de la bouche.

Tous ces mouvements s'exécutent simultanément au niveau de la face, de la langue et des membres ; ils sont synchrones dans toutes les parties du corps.

Nous avons dit plus haut que la langue et les mains étaient atteintes d'un tremblement assez accentué ; on comprendra aisément que ce tremblement gêne d'une façon appréciable la parole et l'écriture, ou tout au moins leur donne une physionomie particulière.

La parole est brève, lente et saccadée ; il semble que chaque mot coûte un effort ; il peut même arriver que la parole soit tremblante, entrecoupée, comme elle l'est chez les individus qui, peu habitués à l'équitation, sont montés sur un cheval lancé au trot. Le malade écrit lentement, péniblement ; parfois les caractères sont fins et composés de jambages irréguliers et sinueux ; d'autres fois les modifications de l'écriture sont beaucoup plus prononcées ; les lettres sont formées d'une série de petites lignes brisées, ce qui leur donne un aspect festonné. D'autres fois enfin le tremblement est tel qu'il est absolument impossible de déchiffrer les quelques caractères que le malade a tracés à grand'peine.

B. RIGIDITÉ. — Nous l'avons déjà dit, tant au point de vue historique qu'au point de vue de la rigidité musculaire, c'est le deuxième symptôme capital de la maladie de Parkinson.

Cette raideur musculaire n'est pas une contracture vraie (D' Blocq, *Des contractures*, th. de Paris, 1888) ; aussi pour la distinguer des contractures vraies la désigne-t-on sous le nom de pseudo-contractures. Les muscles atteints de rigidité présentent au toucher une dureté particulière ligneuse et une résistance fibreuse ; cette rigidité rappelle à bien des points de vue la rigidité cadavérique ; ils conservent leur force et leur volume normal. La rigidité a, en général, la même distribution que le tremblement et suit la même progression que ce dernier ; mais la tête et le cou qui échappent à la trépidation participent à la rigidité.

C'est par la rigidité musculaire que nous pouvons nous expliquer un certain nombre de symptômes que l'on observe dans la maladie de Parkinson : tels la lenteur dans les mouvements, les modifications dans la démarche, l'attitude et les formes plastiques de l'individu.

Les parkinsonniens, quoique pouvant exécuter tous les mouvements, ne les accomplissent qu'avec une extrême lenteur ; ils sont avares de leurs mouvements, ne les exécutent qu'avec regret et d'une façon maladroite ; d'ailleurs les mouvements qu'ils exécutent sont très limités comme s'ils craignaient de briser leurs membres en les remuant.

Attitude et démarche. — Le malade dans la station debout a le tronc penché en avant, la tête fléchie sur le sternum, les avant-bras fléchis sur le bras, la jambe en demi-flexion sur la cuisse, la tête ne peut effectuer aucun mouvement de latéralité ; cette attitude est immuable, il ne peut la changer ; on dirait que les diverses parties de son squelette sont soudées entre elles, qu'il est tout d'une pièce.

Le malade veut-il marcher ? il quitte avec peine son siège, ses premiers pas sont hésitants ; puis il part à petits pas, les pieds écartés, la tête en avant, on dirait qu'il court après son centre de gravité ; sa démarche s'accélère d'une façon progressive ; mais il va tomber tête la première ?

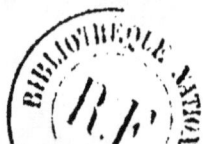

heureusement il rencontre un obstacle et s'y accroche.
Après un instant de repos il repart et nous assistons aux
mêmes péripéties. Dans d'autres cas, plus rares, le malade
se sent attiré en arrière par une impulsion irrésistible.

Modifications plastiques. — A la face, par suite de la
rigidité des muscles, les traits présentent une singulière
fierté, la physionomie offre suivant les cas une expression
permanente de tristesse, d'hébétude, ou d'étonnement.

Pour donner une idée du facies parkinsonnien nous
rapportons le tableau saisissant qu'en a tracé le D' P.
Richer. « L'immobilité des traits et la fixité du regard
lent à se déplacer en sont les traits les plus caractéristiques. Il faut y joindre ce qui constitue l'expression ; à ce
point de vue la face pourrait être divisée en deux parties :
le front et le reste du visage. En effet, toute la partie du
visage qui se trouve au-dessous de la ligne des yeux se
fait remarquer par une placidité et une impassibilité
caractérisée par l'absence de rides. C'est un masque vide
dont la vie semble absente ; ni douleur, ni plaisir, défaut
de toute expression ; au front c'est tout autre chose, les
rides se creusent et donnent à toute cette partie de la face
une expression en rapport avec leur direction, variable
d'ailleurs suivant les malades... Entre ce front mouve-
menté, expressif ou ridé contradictoirement et le reste de
la face impassible, plaçons les yeux immobiles et fixes,
grands ouverts avec une absence presque complète du
clignement et nous aurons les éléments fondamentaux
de ce masque étrange et saisissant. »

Nous avons vu quelles modifications caractéristiques
la contracture permanente produisait au niveau du visage,
combien plus importantes sont ces modifications au niveau

des membres ! Dans ces régions en effet elles atteignent la valeur de véritables déformations.

A la main le pouce et l'index sont allongés et rapprochés l'un de l'autre, les doigts légèrement fléchis sont déviés en masse vers le bord cubital de la main. Dans certains cas, par une série de flexions et d'extensions alternatives des articulations, on a des déformations rappelant à s'y méprendre celles du rhumatisme chronique.

Aux membres inférieurs les genoux sont rapprochés l'un de l'autre, les pieds raides étendus et dirigés en dedans simulent le pied bot varus équin.

C. SYMPTOMES SUBJECTIFS. — Le malade éprouve une sensation habituelle de chaleur au dos et à l'épigastre accompagnée d'une sudation abondante et d'une élévation thermique locale de 1 à 2° ; un besoin incessant de changer de position.

III. — PÉRIODE TERMINALE

Les symptômes que nous venons de décrire persistent tels quels pendant un certain temps. Puis, la difficulté dans les mouvements augmentant, le malade est obligé de garder le lit, son intelligence s'obscurcit, sa mémoire disparaît, il devient gâteux et des escharres apparaissent au sacrum. Le malade succombe par les progrès de sa maladie. Mais le plus souvent survient alors une maladie intercurrente qui enlève rapidement le malade.

L'HYSTÉRIE SIMULE LES SYMPTOMES DE LA PARALYSIE AGITANTE

I. — L'HYSTÉRIE SIMULE LE TREMBLEMENT

Nul doute que la « grande simulatrice », comme on s'est plu à appeler l'hystérie, ne puisse nous présenter un tremblement à type parkinsonnien. Ne simule-t-elle pas souvent le tremblement du goitre exophtalmique, de la sclérose en plaques, de l'hydrargyrisme, le tremblement sénile, enfin même les tremblements atypiques, généralisés ou localisés? D'ailleurs, le tremblement est un symptôme assez fréquent de la grande névrose, soit qu'il soit au second plan, soit qu'il constitue un des symptômes les plus marquants. Et alors il n'est pas identique à lui-même, il se rapproche par ses caractères du tremblement d'autres affections du système nerveux, de sorte qu'il n'y a pas un tremblement hystérique bien caractérisé, mais bien des tremblements hystériques.

C'est ce qu'a fait ressortir Dutil, dans son travail sur les tremblements hystériques (Thèse de Paris 1891). Avant lui Homolle, en 1879, avait relaté un fait observé par lui dans le service de M. le professeur Potain chez un hémianesthésique atteint d'hystérie. M. E. Chambard en 1891, Germain Sée, Ormerod en 1887 rapportent des faits de ce genre. Voici la communication que lit ce dernier à la Société de Médecine de Londres :

OBSERVATION PREMIÈRE

Cas de tremblement et de contractures hystériques.
(Traduit de l'anglais. *British medical Journal*, décembre 1887, p. 1286)

Le docteur Ormerod a montré une femme âgée de 29 ans, veuve, qui est atteinte d'un tremblement aux mains et d'une forte contracture des fléchisseurs des doigts et des orteils.

Le tremblement s'était produit après une attaque et avait persisté pendant six mois, mais avant les contractures avait apparu le tremblement et il avait tout à fait l'aspect de la paralysie agitante. Les contractures avaient duré deux mois et avaient d'abord occupé la main gau- et s'étaient étendues. Depuis quelque temps la marche était devenue de plus en plus pénible. Elle n'avait pas de nystagmus. Les courants faradiques n'avaient pas donné de résultat. Le président déclara que ce tremble- ment rythmé sans autre cause apparente était souvent d'origine hystérique.

Dutil distingue dans sa thèse trois sortes de tremble- ments hystériques :

1° Les tremblements vibratoires (8 à 9 oscillations par seconde), imitant la maladie de Basedow, le tremble- ment alcoolique. Ils persistent au repos.

2° Les tremblements de rythme moyen (5 1/2 à 7 1/2 oscillations), existant ou non au repos, imitant ceux du tremblement mercuriel, de la sclérose en plaques, etc.

3° Les tremblements lents (1 à 5 1/2 par seconde), persistant au repos. Ils imitent *la paralysie agitante* et le tremblement sénile.

Parmi les tremblements d'origine hystérique ces derniers forment donc une catégorie unique, bien distincte des deux premières et donnant si bien l'illusion de la maladie de Parkinson que plusieurs pathologistes ont dû de ce fait modifier leur premier diagnostic.

Le malade de M. Ormerod fut reconnu comme atteint d'un tremblement offrant tous les caractères de la paralysie agitante. De même le cas que nous devons à Rendu présente à s'y méprendre le tableau classique du tremblement dans la paralysie agitante, et cet auteur avoue « que tous les médecins qui ont vu ce malade ont commencé par diagnostiquer une paralysie agitante ». Quoi de plus naturel, devant les caractères de ce tremblement à oscillations de courte étendue, rythmées, existant au repos, siégeant aux extrémités tout comme celles qui existent dans cette dernière affection, que de le considérer comme d'origine hystérique ? Ce fait est d'autant plus intéressant que nous voyons ce tremblement se produire dans un cas d'hystérie mâle, relativement moins fréquente, par suite plus facile à reconnaître. Voici l'observation dont il s'agit.

OBSERVATION II

(Extrait de la *Société médicale des hôpitaux*, avril 1889)

Le nommé Laroche, âgé actuellement de cinquante-huit ans, a été soigné, il y a quinze ans, dans le service de Lasègue, pour une apoplexie qui avait déterminé chez lui des troubles sensitifs et sensoriels. On avait alors pensé qu'il était atteint d'une tumeur cérébrale parce que, pendant plusieurs mois, il avait présenté une monoplégie brachiale associée à de l'affaiblissement des membres inférieurs, à des vertiges et à des désordres visuels. Je n'ai aucun renseignement précis sur cette période de la maladie ; je sais seulement qu'il finit par guérir complètement, bien que depuis, à plusieurs reprises, de nouveaux accidents se soient produits.

J'ai commencé à donner mes soins à ce malade au commencement de l'année 1886. A cette date, il se présentait à l'hôpital le lendemain d'une crise qui avait immédiatement suivi un écart de régime.

L'attaque avait consisté en une perte de connaissance avec ictus apoplectique, convulsion, morsure de la langue, émission d'urine involontaire ; puis le malade s'était réveillé tremblant des quatre membres et avec une impotence fonctionnelle considérable Depuis lors, j'ai eu l'occasion de lui voir trois accès analogues, survenant tantôt à la suite d'émotions morales ou encore de fatigues physiques. Constamment les accidents ont évolué de la façon suivante :

Immédiatement après l'attaque, le malade est atteint d'un tremblement qui, par son intensité, ses caractères et sa persistance, est le symptôme prédominant ; ce tremblement porte presque exclusivement sur les membres supérieurs ; les membres inférieurs et la tête sont épargnés, sauf passagèrement dans les premiers jours qui suivent l'attaque épileptiforme.

Au premier abord, le faciès est celui de la paralysie agitante ; le masque est peu mobile, bien qu'on ne remarque pas la rigidité habituelle des muscles de la face et du cou. Les avant-bras et les mains sont agités incessamment par des oscillations de *courte étendue*, rythmées, durant tout le temps de la veille, *même au repos*, et ne cessant que pendant le sommeil. Les doigts sont demi-fléchis et secoués par des mouvements alternatifs; à première vue, il semble qu'on ait devant les yeux un exemple typique de paralysie agitante...

Et cependant leur nature ne peut être mise en doute si nous consultons la seconde partie de cette observation.

... La sensibilité générale est profondément altérée ; tandis que dans la maladie de Parkinson, le contact et la douleur sont partout perçus et que les malades se plaignent de sensations de chaleur anormales, ici on constate la présence de zones d'anesthésie multiples et singulièrement variables. Ainsi, à plusieurs reprises, nous avons vu la face insensible de même que la région interne des membres, tandis que la région externe des bras, celle de l'avant-bras, de la cuisse et du pied percevaient toutes les impressions. D'autres fois, au contraire (et c'est ce qui se voyait encore il y a un mois, en mars 1889), les plaques anesthésiques sont disséminées à la partie externe des membres, respectant le tronc, l'abdomen et les cuisses.

La sensibilité réflexe est diminuée. Les réflexes tendineux sont, au contraire, exagérés sans qu'il y ait trépidation épileptoïde.

Les muqueuses sont également anesthésiques. La réflectivité pharyngienne est abolie, les conjonctives et les narines peuvent être impunément chatouillées par les barbes d'une plume.

Le sens de l'ouïe est intact, mais la vue présente des modifications nombreuses et intéressantes. Bien que le fond de l'œil soit absolument sain, le champ visuel est considérablement rétréci concentriquement ; de l'œil gauche, le malade voit double (polyopie mononucléaire); il présente également de la micropsie et de l'achroma-

topsie... Enfin, on note chez cet individu des troubles
sécrétoires multiples, d'ordre évidemment nerveux : tantôt
de l'hyperesthésie vésicale et de la pollakiurie.

A plusieurs reprises, pendant les différents séjours de
ce malade dans mon service, il a présenté des vertiges
sans perte de connaissance, quelquefois le tremblement
subissait à la suite une recrudescence; d'autres fois, il
restait inaltéré. Ordinairement chaque crise de tremblement dure trois ou quatre semaines. Sous l'influence de
douches froides, de la valériane et peut-être simplement
du repos, on voit progressivement le tremblement diminuer, puis disparaître, en même temps que la sensibilité
revient, beaucoup plus irrégulière du reste. L'écriture
subit une amélioration parallèle. D'abord ce sont des
points, des traits interrompus; puis des caractères trem-
blés, dentelés, encore peu lisibles ; finalement, les dente-
lures disparaissent et l'écriture redevient parfaitement
nette et ferme.

Mais si le tremblement guérit et disparaît intégralement
souvent pendant 5 ou 6 mois consécutifs, par contre les
troubles visuels ne se modifient que très incomplètement.

De cette observation il ressort qu'un tremblement identique à celui de la paralysie agitante s'est rencontré chez
un individu présentant réellement de l'hystérie. Elle ne
saurait ici être mise en doute si l'on considère ses antécédents, ses crises apoplectiformes ou épileptiformes,
l'existence d'une anesthésie cutanée, muqueuse et sensorielle, affectant ici surtout la vision (rétrécissement du
champ visuel, polyopie mononucléaire, micropsie et
achromatopsie), tout cela joint à la rétrocession du tremblement sous l'influence d'un régime approprié à l'hystérie
démontre bien le fait.

3

Dans le *Progrès Médical* (14 juillet 1891) nous trouvons une observation de M. Edouard Boinet, professeur à la Faculté de Médecine de Montpellier qui nous montre un cas intéressant de tremblement de nature hystérique et le syndrome fruste de la maladie de Parkinson coexistant avec des tics et de la chorée rythmée.

Observation III

(Résumée)

Tremblement, tic, chorée rythmée et syndrome fruste de Parkinson de nature hystérique.

(Par M. Boinet, professeur agrégé à la Faculté de Médecine de Montpellier.

Masse Pierre, cordonnier, 32 ans, entre le 24 août 1890, à l'Hôpital Suburbain de Montpellier. Les doigts, la main, l'avant-bras gauche, la moitié gauche de la face, la tête offrent une série de mouvements rythmiques qui cessent pendant le repos au lit. Cet individu avait joui d'une excellente santé jusqu'en 1880, époque à laquelle il est envoyé au Tonkin. Pas d'antécédents nerveux, soit héréditaires, soit personnels. A cette époque, pendant qu'il montait la garde dans la citadelle d'Hanoï, il est pris d'une frayeur extrême à la vue d'un tigre qui rôda une grande partie de la nuit autour de la paillote dans laquelle M. s'était réfugié. Peu de jours après, il a une première attaque de nerfs pendant laquelle il perd connaissance. Elle se reproduit tous les 4 à 5 jours, tantôt diurne, tantôt nocturne. A la même époque ce malade est atteint de nombreux accès de fièvre intermittente et de quelques accès pernicieux. Rentré en France les attaques s'espacent, il peut finir son service mais, ayant rengagé dans la légion étrangère, il est définitivement réformé en juillet 1888. Un an plus tard, à la suite d'une autre attaque, le malade remarque le matin en se levant que sa tête décrit des mouvements de droite à gauche et que les muscles de la moitié gauche de la face sont pris de contractions rythmiques, régulières, grimaçantes, comparables au tic convulsif. Ces mouvements ont persisté depuis lors. Le 23 août après plusieurs attaques, il est recueilli sur la voie publique et admis à l'hôpital.

Etat actuel. — Dès que le malade s'assied sur son lit, dès qu'il se lève, l'avant-bras, la main, les doigts gauches, la moitié gauche de la face, le membre supérieur droit exécutent des mouvements rythmiques, réguliers qui ne tardent pas à disparaître par le repos.

Motilité. Tête. — On observe une série d'oscillations régulières, horizontales de droite à gauche, se renouvelant 90 fois par minutes.

Face. — Clignotements des paupières incessants, saccadés, surtout du côté gauche ; la joue gauche présente des contractions rythmées fréquentes des muscles élévateurs du nez et de la lèvre supérieure, du grand et du petit zygomatique ; elle grimace convulsivement.

Membre supérieur gauche. — Lorsque le malade veut se lever, l'épaule et le bras gauche restent immobiles, mais l'avant-bras placé horizontalement décrit 80 à 90 fois par minute des mouvements d'abaissement et d'élévation, réguliers, égaux, ayant une amplitude de 20 centimètres environ. La main gauche offre synergiquement des mouvements d'extension. L'écriture est impossible, la plume est lancée follement. La main gauche est portée difficilement à la bouche où elle n'arrive qu'après plusieurs séries d'oscillations qui ont moins d'amplitude que la sclérose en plaques.

En outre, après une certaine fatigue provoquée par la

marche, le membre supérieur gauche décrit spontanément le mouvement rare, automatique, involontaire, de projection sur la face qui, dans les conditions ordinaires, n'est accompli que par le membre supérieur droit.

Membre supérieur droit. — Au moindre déplacement, le membre supérieur droit exécute, non pas les fréquentes oscillations rythmiques du membre supérieur gauche, mais une série de grandes courbes : dix fois par minute environ, la main droite vient frotter involontairement le nez et la bouche, puis retombe le long du côté droit du corps. La main droite ne trace que des caractères imparfaits, mal associés et peu lisibles. En résumé, la face et le membre supérieur droit sont le siège de tics convulsifs, analogues à ceux décrits par Gunion dans ses observations II et III.

Membres inférieurs. — Ce n'est que lorsque le malade se lève que le membre inférieur gauche éprouve un tremblement peu considérable.

La démarche est singulière ; le corps, attiré par une sorte d'antépulsion, est porté fortement en avant ; les pas se précipitent, le malade court après son centre de gravité ; après une course d'une vingtaine de mètres, cette impulsion en avant est telle que le malade est obligé de s'appuyer pour ne pas tomber en avant ; lorsque cet homme ferme les yeux, cette antépulsion s'exagère et l'on doit alors retenir le malade qui serait entraîné en avant. Par contre, si le malade veut marcher à reculons, le mouvement de rétropulsion est si accentué qu'il ne pourrait faire quatre pas sans être renversé ; la latéropulsion n'existe pas.

Réflexes. — Le réflexe patellaire est exagéré surtout à droite et après une course.

Sensibilité. — On constate une hémianesthésie sensitive

et sensorielle du côté gauche. La plante du pied gauche sent à peine le chatouillement. Les deux pointes de l'esthésiomètre, espacées de 10 centimètres, ne sont perçues ni au pied, ni à la jambe gauche. Cette hémianesthésie existe aussi sur le côté gauche de l'abdomen, du thorax, du cou et de la tête. La sensibilité à la température est fortement diminuée à gauche. Abolition du réflexe pharyngien, diminution de l'acuité de l'oreille gauche, amblyopie légère de l'œil gauche avec rétrécissement du champ visuel. Le fond de l'œil est normal. Il existe du nystagmus dans le sens transversal pendant l'examen ophtalmoscopique. La parole est nette, l'intelligence est conservée, la mémoire bonne.

Traitement. — La suspension améliore rapidement l'état du malade. Nous avions l'intention d'essayer d'autres moyens de traitement tels que la suggestion hypnotique, les miroirs rotatifs, l'aimantation, mais ce malade a quitté précipitamment l'hôpital.

Il s'agit donc ici d'une frayeur qui a provoqué une hystérie émotionnelle se traduisant par une série de troubles moteurs, tremblement et oscillations lentes, chorée rythmée, tic convulsif, en somme un syndrome fruste de la maladie de Parkinson, comme nous en voyons relatés par divers auteurs. L'origine et le début de la maladie, les stigmates de l'hystérie mâle que présente le malade, établissent la nature de l'affection. A côté d'un tel ensemble de manifestations hystériques, il est intéressant de noter l'existence de la propulsion et de la rétropulsion qu'on ne trouve guère ailleurs. Enfin la suspension, comme dans tous les cas d'hystérie mâle, a rendu de grands services en quelques séances.

Oppenheim a observé deux malades qui présentent, à la suite d'un traumatisme, un tremblement à type de paralysie agitante concordant avec des troubles sensitivo-sensoriels d'ordre névrosique.

Observation IV

Oppenheim. — Paralysie agitante, forme originale de la névrose traumatique.

R. J., 57 ans. A part quelques affections infantiles et une pneumonie qu'il eut à l'âge de 30 ans, la santé de cet homme est restée bonne jusqu'en 1888. Employé à des travaux de construction, il tomba un jour sur la tête d'une hauteur d'environ 14 pieds. Il perdit connaissance et eut une hémorragie par l'oreille droite. On le transporta dans une clinique chirurgicale, et là, suivant le dire précis du malade, il sentit le côté droit de son visage, la jambe et le bras droit s'engourdir ; après quoi, les membres furent pris de tremblement. Après quatre semaines de traitement, le malade se trouva si bien amélioré qu'il put reprendre ses travaux. Le tremblement était à peu près insignifiant lorsqu'il y a six mois il s'accentua davantage ; ensuite se montrèrent des vertiges, des éblouissements, de l'abattement général, la vue s'affaiblit.

Rien d'anormal en ce qui concerne la miction et la défécation.

État du malade le 22 novembre 1888. — Tremblement continu surtout prononcé dans le membre supérieur droit, consistant en mouvements rythmiques, de pronation, supination et de flexion, extension des mains. Ces oscillations persistent au repos. On en compte 3 ou 4 par seconde. Ce tremblement existe aussi au membre supérieur gauche. La tête tremble également, les membres

inférieurs sont respectés. Dans les mouvements volontaires le tremblement s'accentue, non pas au début, mais
à la fin du mouvement voulu par le malade.

Quelque temps après on remarque chez cet homme une
certaine immobilité de physionomie, de la raideur de la
tête et du tronc et une attitude de la main semblable à
celle de la main qui tient une plume à écrire ; mais si l'on
imprimait à ces parties des mouvements passifs, on cons-
tatait l'absence de toute raideur. La démarche était
alourdie et à petits pas.

La rétine et l'innervation des muscles de l'œil sont
intactes. Le champ visuel est peu modifié pour le blanc
mais très rétréci pour les couleurs. Ce rétrécissement du
champ visuel est plus prononcé pour l'œil droit que pour
l'œil gauche. La sensibilité est émoussée sur la face dor-
sale des deux mains.

L'acide acétique appliqué sur la moitié droite de la
langue n'y est pas du tout senti.

L'odorat est normal.

M. Oppenheim a également observé un autre malade
qui, à la suite d'un traumatisme portant aussi sur la tête,
ne différait du précédent que parce que chez ce dernier le
tremblement était généralisé, plus durable et existait sans
trouble apparent de la sensibilité. Néanmoins le champ
visuel des deux yeux était diminué pour le blanc et les
diverses couleurs.

Oppenheim, qui avait d'abord porté le diagnostic de
paralysie agitante, le modifia en raison de l'origine traumatique de la maladie ; voyant dans les troubles sensitivo-
sensoriels de ces deux malades rétrécissement du champ
visuel dans les deux cas, anesthésie bien marquée dans la
première des manifestations bien tangibles de l'hystérie,
il porta celui de « pseudo-paralysie agitante ».

OBSERVATION V

Greidenberg, in Wratch, n° 40, St-Pétersb. 1888. — Un cas de paralysie agitante hystérique.

Jeune soldat de 21 ans, dont la tête présentait les ano-
malies suivantes : la moitié gauche de la face est plus
grande que la droite et paraît abaissée, de sorte que toute
la face est comme attirée de droite à gauche, l'oreille
droite est plus grande et insérée plus haut que la gauche.
Au premier coup d'œil, on est frappé par l'attitude étrange
de ce malade. Tête légèrement inclinée en avant et à
droite, tronc aussi incliné en avant, bras appliqués dans
l'abdomen. Dans la partie supérieure du corps, surtout
dans les extrémités supérieures, et principalement dans
la droite, on remarque un tremblement continuel, uni-
forme, assez rapide. Certains groupes de muscles et même
quelques muscles isolés du cou et du tronc sont animés du
même tremblement. Dans la tête, le tremblement est
plus lent que dans les extrémités. Quand les mains sont
séparées l'une de l'autre, elles prennent l'attitude suivante : les quatre derniers doigts sont fortement serrés
les uns contre les autres et légèrement fléchis, tandis que
le pouce est en position comme dans l'action d'écrire.
Les muscles affectés sont durs et rigides, le mouvement
d'extension dans le coude, surtout dans le droit, ne peut
être effectué qu'avec effort. La force musculaire des mains
est très affaiblie. Le tremblement augmente pendant les
mouvements spontanés, il disparaît complètement pendant le sommeil. Dans les extrémités inférieures, il n'y a
ni tremblement, ni rigidité musculaire ni contracture.
Démarche lourde, lente, mais mal assurée.

Quand il est assis, il ne peut se relever que difficilement et pour ainsi dire à plusieurs temps.

Anesthésie complète de toute la surface du corps, intéressant également la peau et toutes les muqueuses. Réflexes rotuliens normaux. Réflexes cutanés augmentés.

Excitabilité électrique normale ; excitabilité mécanique augmentée. Phénomènes vaso-moteurs de l'autographie très marqués.

Sens de l'odorat complètement aboli ; goût affaibli, ainsi que la vue du côté gauche.

La maladie existe depuis environ un an, elle est apparue sous l'influence d'une grande frayeur. En analysant les symptômes présentés par ce malade. M. Greidenberg conclut qu'ils ne peuvent être expliqués que par l'existence simultanée de la paralysie agitante et de l'hystérie ; en effet, le tremblement caractéristique de la tête, du tronc et des extrémités, la rigidité des muscles, la sensation de chaleur dans tout le corps, tous ces phénomènes appartiennent à la maladie de Parkinson. L'étiologie est aussi en accord avec ce diagnostic, le jeune âge du sujet n'est pas une raison pour faire rejeter l'hypothèse de paralysie agitante ; mais en dehors de la paralysie agitante on est obligé d'admettre l'existence de l'hystérie, à cause de l'anesthésie sensitive et sensorielle. On est donc en droit d'admettre chez ce malade, une paralysie agitante hystérique, autrement dit la coexistence de l'hystérie et de la maladie de Parkinson.

Il n'y a pas en effet de raison de nier *a priori* la coexistence de deux maladies, mais il n'est pas habituel de voir la maladie de Parkinson procéder aussi vite dans son envahissement, et en présence de stigmates hystériques n'est-il pas plus prudent d'admettre que les autres symptômes relèvent de la même cause ?

Bechet, dans son étude sur les « formes de la maladie de Parkinson », cite la communication que fit Ewart à la Société Harvésienne de Londres, en 1891 : « Une femme de 42 ans, affaiblie par des névralgies dentaires et une pleurésie diaphragmatique, présenta tout d'abord les signes de la paralysie agitante. Après avoir eu, en 1889, l'influenza, a eu, en 1891, des douleurs dans les articulations bientôt suivies de faiblesse ; elle présente du tremblement de la main droite et du pied droit. On songea d'abord à la paralysie agitante, mais l'amélioration qui suivit un traitement approprié modifia cette opinion, et le diagnostic qui resta fut celui d'hystérie causée par la faiblesse et amenant un tremblement de la main et du pied droit. »

Par l'ensemble de ces observations, nous croyons avoir suffisamment démontré qu'un tremblement analogue à celui de la paralysie agitante peut se rencontrer chez des hystériques avérés, qu'il s'accompagne plus ou moins d'une allure, d'une attitude et d'un facies rappelant d'assez près l'aspect des parkinsonniens. Nous avons vu d'ailleurs que des maîtres réputés avaient été obligés de modifier leur opinion et de conclure dans ce sens, et qu'enfin le traitement, pierre de touche d'une telle assertion, venait dans ce cas la corroborer.

II. — L'HYSTÉRIE SIMULE LA RAIDEUR, L'ATTITUDE ET LES AUTRES SYMPTOMES

Nous avons essayé de démontrer que l'hystérie produisait à elle seule ces tremblements typiques de la paralysie agitante et leur coexistence avec les stigmates de la névrose devra certes mettre en éveil la sagacité du pra-

licien. En effet le tremblement est l'indication la plus sensi-
ble de cette affection et lorsque tous les autres symptômes
sont au complet, qu'on a suivi de près l'évolution dès son
origine, qu'on possède des commémoratifs suffisants,
toute erreur peut être évitée. De même que le tremblement, les autres signes, raideur, démarche, etc., tout
cela sera attribué à l'hystérie et de fait, dans nos observations, ils existent parfois au grand complet. En effet
s'il ne s'agissait que de démontrer que l'hystérie produit
la raideur des Parkinsonniens, la seule lecture des observations précédentes suffirait à étayer notre conviction à ce
sujet. Mais nous avons parlé de ces formes frustes étu-
diées par Charcot, par Boucher, etc.; il sera alors utile
de savoir si l'hystérie peut même sans tremblement produire cette espèce de contracture, cette rigidité qu'on
retrouve dans la paralysie agitante et qu'a découverte
Charcot. En effet, ces formes frustes si bien décrites par
lui au chapitre de *Leçons cliniques du système nerveux*,
ne sont pas rares. Les caractères de cette rigidité sont
d'ailleurs les mêmes que quand la maladie est complète.
L'attitude, l'aspect soudé, le facies, les troubles de la
station, de la marche avec propulsion, rétropulsion, les
troubles subjectifs, sensation de chaleur, besoin de déplacement, lenteur de la parole, etc., ne manquent pas.

M. Blocq, dans sa thèse sur *les Contractures* (Paris,
1888), nous en fournit plusieurs observations sous le titre
de : *Pseudo-contractures de la Maladie de Parkinson*, nous
en reproduisons un ou deux exemples qu'il a lui-même
donnés en résumé.

Observation VI

(Résumée)

Peau...., 62 ans (23 février 1886). Pas de rhumatismes, ni d'émotions. Début lent, progressif, il y a un an, par de la raideur dans la jambe droite. Actuellement raideur plus marquée à droite des bras et des jambes. Le tronc est immobilisé pendant la marche, la tête raide.

Observation VII

(Résumée)

Pil...., 49 ans. Frayeurs lors des événements de 1870, membre inférieur droit gelé à la même époque. A ce moment apparition d'une raideur d'abord dans la jambe droite puis dans le bras droit. Le tremblement est apparu dans la suite. Les réflexes sont égaux des deux côtés.

Le tremblement peut être absent soit parce qu'il sera ultérieur, soit parce qu'il ne se produira pas, que la raideur soit localisée ou généralisée. Les muscles rigides des parkinsonniens sont d'une grande dureté. Leur élasticité a subi une grave atteinte, mais on ne constate guère de l'atrophie chez eux qu'à la période de cachexie. La force musculaire est conservée au début et on est étonné de trouver parfois dans un membre agité et plus affaibli en apparence une force dynamométrique plus considérable que du côté opposé.

Mais, d'autres fois, il existe un certain état parétique qui ne fait que s'aggraver et à la période ultime nous nous trouvons en face de véritables paralysies. Cette rigidité explique en quelque sorte plusieurs signes de la maladie, entre autres la parole, l'écriture, la vision, les troubles de l'équilibre et de la station. La rigidité qu'on trouve dans la maladie de Parkinson présente dans sa distribution de nombreuses particularités, elle peut simuler l'hémiplégie, l'hémiplégie alterne, la paraplégie ou se généraliser. Nous pourrions multiplier les exemples, nous le croyons bien inutile.

L'observation que nous reproduisons ci-dessous en présente un cas typique.

Observation VIII

Résumée

(Par le docteur Chabbert de Toulouse, médecin-consultant à Bagnères-de-Bigorre.)

Jean M..., cinquante-six ans.

Antécédents héréditaires. — Père mort à 72 ans d'une fluxion de poitrine ; mère morte à 74 ans également d'une fluxion de poitrine, après avoir eu six enfants. Pas de trace chez eux et chez les collatéraux d'affection nerveuse ou diathésique, sauf que l'un des frères du malade a eu un de ses fils réformé pour accès de « haut mal » survenus à la suite d'une peur.

Antécédents personnels et histoire de la maladie. — Rien de particulier dans son jeune âge, il a eu cinq enfants : trois garçons et deux filles, tous actuellement en bonne santé. Au point de vue moral, il s'est montré toujours bon, affectueux, mais très impressionnable ; la moindre réprimande, même de ses parents, le mettait en pleurs.

On relève une attaque convulsive à vingt ans et une fièvre typhoïde à 22 ans. De 1859 à 1886, santé parfaite. A cette dernière date, possédant quelques économies, M... se rend acquéreur d'une petite propriété qu'il ne paie qu'en partie mais avec l'espoir de se libérer bientôt, escomptant à l'avance les bénéfices que lui donnait sa profession. Malheureusement le travail se ralentit et de ce côté il est complètement déçu. Dès lors son caractère se modifie : il devient triste, taciturne, obligé de se séparer de sa famille, il est sans le moindre entrain et les nouvelles peu rassurantes qu'il reçoit ne font qu'aggraver son état ; aussi souvent se trouve-t-il à pleurer.

A la suite d'un refroidissement (mars 1889), il est pris d'un tremblement qui lui tient la tête et le membre supérieur gauche ; de là une gêne surtout dans le bras. Jusqu'en septembre, alternatives de bien et de mal, quand, à cette date, un nouveau malheur le frappe ; une nuit il est réveillé par les cris « au feu », voit la maison en flammes et réussit à grand'peine à se sauver. Le malheur était d'autant plus considérable que nulle assurance ne couvrait le sinistre. Quelques jours après, M... s'aperçoit qu'il tremble de la main gauche. Dans la suite, le tremblement a envahi le bras, puis la jambe du même côté, le tronc s'est infléchi en avant, la tête est devenue immobile, la face a revêtu un aspect tout spécial.

La thérapeutique suivie a consisté dans l'emploi des préparations bromurées, dans l'application de vésicatoires et de pointes de feu le long de la colonne vertébrale. Une première fois on a fait quatre-vingt-douze cautérisations ; une autre fois soixante-douze. Particularité à noter: après chaque application des pointes de feu, la gêne des mouvements s'est accusée davantage.

État actuel. — Ce qui frappe tout d'abord chez le malade, c'est son faciès, son attitude et les mouvements dont le bras gauche est agité. Les yeux fixes, grands ouverts, les sourcils relevés, le front parcouru de rides, les lèvres pincées, les sillons naso-géniens en partie effacés, on croirait voir un masque où serait peint l'étonnement. Sauf quelques détails, la physionomie du malade reste impénétrable et le rire ne parvient pas à la dérider. L'attitude est non moins caractéristique : le haut du tronc infléchi en avant, la tête comme soudée sur les épaules, on dirait un automate. La tête, néanmoins, peut exécuter encore quelques légers mouvements de latéralité. Quelle que soit la position occupée par le malade, les doigts en extension sont légèrement fléchis, rapprochés les uns des autres, le pouce en opposition soit sur le bord externe de l'indicateur, soit contre la face palmaire.

Les membres inférieurs présentent une légère flexion de la cuisse sur le bassin et de la jambe sur la cuisse ; par rapport à leur écartement, ils sont dans une situation à peu près normale. La marche s'accomplit lentement et tout d'une pièce mais sans perte d'équilibre et sans précipitation.

Le tremblement occupe principalement le membre supérieur gauche où il est surtout prononcé à la main ; pour les autres membres on ne l'observe que lorsque le malade est fatigué ou émotionné, toujours plus marqué à gauche. Étudié à la main, il consiste en des mouvements alternatifs de flexion et d'extension combinés avec de légers mouvements de latéralité. Les premiers portent sur les doigts qui semblent « filer de la laine », les seconds occupent la main dans son ensemble. Ce sont des oscillations peu étendues, parfaitement rythmées, dont le nombre varie de 5 à 8 par seconde. Augmentant d'amplitude

avec l'émotion, ils persistent le plus souvent au repos.
Ils diminuent dans l'accomplissement des actes inten-
tionnels, ils diminuent sensiblement d'étendue et paraissent cesser complètement si, par exemple, le malade tient
sa main fortement appliquée contre le genou. La langue
prend part aussi au tremblement; retirée hors de la
bouche, comme à l'intérieur de la cavité buccale, elle est
agitée d'oscillations. Comme trouble subjectif, nous rele-
vons : sensation de froid très caractérisée. Sensation de
tremblement au niveau des paupières et besoin de changer
de situation.

Examen du malade. — Homme de taille moyenne,
mémoire conservée, idées lucides, force musculaire sensiblement diminuée. Au repos les muscles donnent au
toucher une sensation de rigidité très marquée au membre supérieur gauche, à la nuque et à la région antérieure
du cou. Aux membres inférieurs, la rigidité est moins
prononcée mais toujours plus manifeste à gauche. Les
réflexes tendineux sont manifestement accrus; la sensibilité est intacte dans ses divers modes, les notions de
contact, de douleur, de chaud, de froid, sont très nettes,
le sens musculaire est conservé. Les réflexes conjoncti-
val, cornéen, sont très marqués; par contre le réflexe
pharyngien fait défaut. La pupille réagit à la lumière;
l'acuité visuelle paraît normale mais il y a de la dyschromatopsie pour le violet, le vert, et le champ visuel est
rétréci dans les différents méridiens.

Le goût est conservé, l'odorat est obnubilé des deux
côtés : les odeurs comme le benjoin, l'eau de cologne ne
sont point perçues; l'éther impressionne quelque peu la
membrane pituitaire, mais n'est pas reconnu. Le sujet a
aussi des troubles de l'audition.

Durant les quelques semaines que nous avons eu le

malade sous les yeux (juillet 1892), les phénomènes que
nous venons de passer en revue n'ont pas offert de grandes modifications. Il convient cependant de noter que
sous l'influence sédative des eaux, la rigidité musculaire,
le tremblement s'étaient quelque peu amendés. Aussi le
malade pouvait se vêtir plus facilement, son visage n'ex-
primait plus au même degré l'expression d'étonnement,
le rire était possible, la parole plus facile. Le tremblement
de la main gauche était également moins accusé ; par
moments il paraissait faire défaut. Les réflexes tendineux
étaient moins exagérés et la trépidation épileptoïde, quoique toujours présente, était moins manifeste.

Les symptômes essentiels de la paralysie agitante
sont ici au grand complet : tremblement, rigidité musculaire, attitude, exagération des réflexes ; comme phénomènes subjectifs nous avons la sensation de chaleur qui est remplacée par une sensation de froid, des
tremblements, etc. Le cas serait classique si on n'était
en présence de stigmates hystériques bien caractérisés ;
rétrécissement du champ visuel sous les divers méridiens, dischromatopsie, obnubilation de l'odorat, de
l'ouïe. Les antécédents confirment l'hystérie et Chabbert
se demande s'il y a « simplement superposition de deux
névroses ou bien si l'hystérie et la paralysie agitante ne
sont en réalité qu'une seule et même névrose ».

III. — OBSERVATION TYPE DE LA PARALYSIE AGITANTE HYSTÉRIQUE.

Ici se place l'observation en qui se résume l'idée direc-
trice de ce travail et que nous reproduisons in extenso :

Observation IX

(Extraite de la *Gazette des Hôpitaux*, 7 novembre 1907)

Pauline O..., âgée de vingt-huit ans, repasseuse, entre le 14 mai 1906 à l'Hôpital suburbain de Montpellier, dans le service de M. le professeur Grasset, avec le diagnostic, fait par son médecin, de paralysie agitante. Voici le récit fait par la malade à M. Grasset dès la première visite.

Elle est malade depuis sept ans ; à cette époque, elle a fait un premier séjour dans le service pour une paralysie faciale droite *a frigore*. Dès ce moment elle déclare avoir eu de la rétropulsion et un peu de tremblement. Elle a quitté l'hôpital, complètement guérie de sa paralysie faciale, mais la maladie actuelle n'a fait que se développer depuis son premier séjour.

Le tremblement est devenu plus net, plus généralisé et plus constant depuis cinq ans environ ; il a débuté par la jambe gauche, a atteint la jambe droite puis les bras, et même la tête. La raideur musculaire ne s'est installée qu'après le tremblement.

Les troubles de la marche se sont de plus en plus caractérisés ; la malade déclare qu'elle se sent entraînée en arrière, qu'elle ne peut marcher sans que son allure se précipite, qu'elle doit courir et qu'elle tombe quelquefois.

Enfin, symptômes qui sont bien caractéristiques de la maladie de Parkinson, cette femme éprouve des sensations de chaleur par tout le corps, fort gênantes, qui l'obligent à se découvrir dans son lit, même en hiver ; de plus, elle a le besoin de se déplacer, de s'étirer et appelle de temps en temps quelqu'un de son entourage pour lui étirer les bras et la faire lever droite, ces mouvements lui procurant du soulagement.

L'énumération des symptômes accusés par la malade (tremblement et raideur musculaire, propulsion et rétro-pulsion, sensation de chaleur, besoin de déplacement) impose le diagnostic de paralysie agitante avec tout son tableau clinique, et nous reconnaissons que ce fut le premier diagnostic porté au lit de la malade.

L'étude détaillée de chaque symptôme, l'examen de la malade, en particulier pendant la marche, permettent de prouver qu'il ne s'agit pas de la maladie de Parkinson classique.

La malade étant assise, on peut se rendre compte de la nature du tremblement; il intéresse surtout les mains qui tremblent en masse, le mouvement se transmettant aux coudes et aux bras; il est à oscillations lentes, mais ne porte pas sur les doigts et ne rappelle en rien les mou-vements ordinaires ou parkinsonniens; le mouvement de filer de la laine, d'émietter du pain, etc. Si l'on prie cette femme de porter un verre à sa bouche trois fois de suite, le tremblement ne s'accentue pas et ne disparaît pas; enfin, caractère important, ce tremblement cesse au repos complet, lorsque la main et l'avant-bras sont bien calés sur le genou par exemple. Il faut soulever légère-ment la main de la malade pour que le tremblement appa-raisse, et d'autant plus nettement, que l'attention est atti-rée sur lui.

La tête, les lèvres ne tremblent pas; les membres inférieurs sont animés d'un mouvement de pédale dès que le talon de la malade quitte le sol, le pied appuyant seu-lement par la pointe.

Sur la chaise, la malade a une attitude qui rappelle bien celle de la paralysie agitante, le buste légèrement incliné en avant, la tête dans la rectitude parfaite, le visage immobile, les yeux grands ouverts, elle semble soudée.

Cependant, si pour lui parler on se place derrière elle et si on la fait se retourner pour répondre à une question, le mouvement se fait avec une certaine aisance, les épaules et surtout la tête peuvent être facilement tournées ; la malade ne se déplace pas d'une seule pièce comme ferait un vrai parkinsonnien et comme semblerait faire croire l'attitude soudée au repos.

Les symptômes les plus caractéristiques résident certainement dans les troubles de la marche et même de la station debout.

Dès qu'on prie la malade de se lever et de marcher elle déclare :

« Je ne puis pas, il faut me tenir pour marcher et m'arrêter pour m'empêcher de courir. »

Elle ne quitte sa chaise qu'avec l'aide de deux infirmières, à peine debout elle recule sans même que les infirmières l'aient lâchée.

Si on veut la faire marcher, en la tenant, elle fait de petits pas, détache avec peine le pied du sol, se penche de plus en plus, et finalement tombe sur les genoux. On la relève alors et on lui dit de courir comme elle fait d'ordinaire : elle part en avant, les bras collés au corps, les avants-bras fléchis, le buste incliné en avant, et prend une allure de pas gymnastique qui ne s'exagère guère à mesure qu'elle progresse ; puis, pour modérer son allure, elle se met à sauter sur un pied, puis sur l'autre, et s'avance ainsi très facilement en sautillant successivement sur chaque pied. Elle recommence à courir sans sauter et parvient au bout de la salle ; au commandement, elle ralentit son allure, s'arrête, se retourne avec l'aide des infirmières qui instinctivement se sont portées à son secours. Elle est alors tournée vers nous, elle vient au pas de course, il semble qu'elle ... tomber en renversant celui qu'elle rencontrera devant elle, mais M. Grasset s'avançant, lui commande de se retenir, de s'arrêter, et elle vient en effet s'arrêter sans force contre le doigt que M. Grasset lui pose sur le front. Elle arrive donc à vaincre la propulsion, mais à peine arrêtée, elle s'écrie : « Tenez-moi, je vais tomber », et progressivement elle s'affaisse sur ses jambes : elle tomberait si on ne la soutenait pour regagner sa chaise.

Après quelques moments de repos on fait de nouveau marcher la malade avec l'aide des infirmières et on s'assure ainsi que la marche est plus facile quand elle se fait à grands pas ou en croisant les jambes à chaque pas ; cependant on ne peut laisser aller la malade toute seule, elle tomberait.

Elle peut facilement marcher sur les genoux, à quatre pattes, elle monte et elle descend parfaitement les escaliers qui conduisent de la salle au jardin.

Tous ces caractères de la station et de la marche diffèrent totalement de ce que l'on observe dans la paralysie agitante, et réalisent au contraire le tableau parfait de l'astasie-abasie.

Continuons l'examen de la malade. Il n'existe chez elle aucun signe de paralysie, la sensibilité cutanée semble un peu diminuée dans tout le côté droit ; il y a une anesthésie cornéenne et pharyngée très marquée. Les réflexes rotuliens sont très exagérés, on provoque facilement la trépidation épileptoïde du pied, le signe des orteils (signe de Babinski) n'existe pas.

Notons l'absence de zones hystérogènes, de rétrécissement du champ visuel.

C'est à l'hystérie seule que l'on doit rapporter le syndrome présenté par la malade, d'où la nécessité de creuser encore le passé de cette jeune femme, pour voir s'il est possible de trouver une cause à cette manifestation si curieuse de la grande névrose.

Jusqu'à l'âge de vingt ans sa santé a été parfaite ; à ce moment elle a eu quelques émotions, et à la suite d'un refroidissement (travail auprès d'une fenêtre ouverte) elle a présenté les signes d'une paralysie faciale droite, qui a complètement guéri après un seul séjour à l'hôpital. Elle était nerveuse dès son enfance, mais n'a jamais eu de crises de nerfs.

Sa mère et sa grand'mère maternelle étaient également très nerveuses. Son père, ancien rhumatisant, a eu une névralgie·sciatique et, fait important pour l'étiologie du syndrome que présente sa fille, il est atteint, depuis treize ans environ, d'un tremblement des membres supérieurs.

La malade a une cousine qui, d'après le récit qu'on lui a fait, est atteinte de paralysie agitante ; enfin, et ceci est le point le plus important de ces investigations étiologiques, notre malade, pendant son premier séjour à l'hôpital, il y a sept ans, a eu comme voisine dans la salle, une femme atteinte de maladie de Parkinson typique. Elle a vécu avec cette malade, a entendu le récit souvent répété de sa maladie, l'a aidée à s'étirer, à se déplacer, bref a connu toute la symptomatologie classique de la paralysie agitante.

Ajoutons qu'à cette époque, M. Grasset ayant constaté un peu de tremblement chez la jeune fille (elle avait alors vingt ans) et peut-être de la rétropulsion (la malade est moins affirmative sur ce point), le diagnostic d'hystérie avait déjà été porté.

Depuis que cette observation a été communiquée au

Congrès des neurologistes, nous avons eu l'occasion de voir un frère de la malade qui est venu se faire soigner à l'hôpital, dans le service de M. le professeur Carrieu (suppléé par mon collègue, M. Lagriffoul) au mois d'août 1907. Ce jeune homme, âgé de vingt-trois ans, au retour de son service militaire, a présenté du tremblement hystérique (sans aucun signe de paralysie agitante), il a été d'ailleurs vite guéri. Nous avons su par lui que l'état de santé de sa sœur n'avait guère changé depuis l'année dernière.

Si nous résumons l'observation détaillée que l'on vient de lire nous trouvons chez notre malade la plupart des signes de la maladie de Parkinson, le tremblement et l'attitude soudée, la sensation de chaleur, le besoin de déplacement, tous symptômes que l'hystérie est capable de reproduire. La démarche n'est pas du tout celle de la paralysie agitante, mais présente au contraire les allures de l'astasie-abasie ; cette malade ne peut rester un moment debout sans soutien, surtout lorsqu'on fait attention à elle, elle ne peut marcher normalement mais arrive très bien à courir, à sauter, sans tomber ; elle monte et descend très bien les escaliers sans propulsion, ni rétropulsion.

On constate chez elle quelques stigmates d'hystérie, tels que l'anesthésie cornéenne et pharyngée, la diminution de la sensibilité du côté droit, etc. De plus les divers symptômes présentés par la malade sont un peu variables d'un jour à l'autre, le tremblement n'existe presque pas certains jours, la marche est quelquefois plus facile et se fait sans le secours d'aucun aide, si on parle à la malade pendant qu'elle essaie de faire quelques pas, et qu'on lui montre les progrès dans l'amélioration de son état. Si elle est suggestionnable, cette femme n'a jamais pu être hypnotisée ; son médecin a essayé plusieurs fois de l'endormir, et nous-même avons tenté sans succès cette épreuve.

Il s'agit cependant d'une hystérique chez qui le diagnostic a été porté il y a sept ans. Doit-on mettre sur le compte de l'hystérie l'ensemble du syndrome parkinsonnien, ou bien faut-il voir dans notre cas un exemple d'association de la paralysie agitante avec l'hystérie? Nous admettons plutôt que tout le tableau clinique relève de la grande névrose.

La malade a inconsciemment reproduit toute la symptomatologie de sa voisine de lit à l'hôpital lors de son premier séjour; elle a pris à la malade son tremblement, son attitude soudée, la propulsion, le besoin de déplacement; le trouble de la marche a revêtu les allures de l'astasie-abasie, ce qui est mieux dans le cadre de l'hystérie que dans celui de la maladie de Parkinson.

Ce tableau est bien suggestif et si on prend un à un les symptômes de la paralysie agitante, on constate qu'ils existent tous, mais à un examen approfondi, certaines modifications permanentes ou occasionnelles nous décèlent l'hystérie.

Sans doute le tremblement persiste au repos comme chez les parkinsonniens, mais, si le membre a un bon point d'appui, il peut disparaître complètement. De plus, l'attention de la malade, la suggestion ont une grande influence sur la production du mouvement.

Sur la chaise, la malade a une raideur, une attitude qui rappellent bien la paralysie agitante, mais si on attire son attention autour d'elle, elle se retourne avec plus de souplesse que les sujets atteints de cette maladie.

Sa démarche revêtant les allures de l'astasie-abasie rentrerait mieux dans le cadre de l'hystérie que de la paralysie agitante, puisqu'on considère l'astasie abasie comme d'origine névrosique. De plus, la suggestion a une action bien évidente sur cette démarche ainsi que le démontre l'expérience de M. Grasset. Malgré ces caractères distinctifs d'un examen minutieux, la présence de ces symptômes accusés par la malade, les signes subjectifs, besoin de déplacement, sensation de chaleur, tout cela explique le premier diagnostic qui fut porté. Il semblait même justifié par l'absence de zones hystérogènes, de rétrécissement visuel, et cependant on a réussi à déceler l'hystérie chez cette femme atteinte d'ailleurs à un âge qui n'est pas celui où se produit d'habitude la maladie de Parkinson.

En raison de ces multiples considérations il est permis d'affirmer que l'hystérie peut simuler un à un tous les symptômes de la paralysie agitante, soit successivement, soit simultanément. Il y a donc bien lieu de parler d'une paralysie agitante hystérique. Cette dénomination n'a pas seulement une valeur dans la classification étiologique, mais entraîne de grandes indications de pronostic et de traitement.

DIAGNOSTIC DE LA PARALYSIE AGITANTE HYSTÉRIQUE

Les principaux symptômes de la paralysie agitante paraissent si évidents, le faciès, l'attitude du malade si caractéristiques, qu'on est souvent porté à faire le diagnostic à première vue sans éprouver la nécessité d'un examen approfondi. Il faut même avouer qu'un contrôle plus minutieux vient presque toujours justifier cette opinion prématurée. Quelquefois cependant, une étude plus attentive nous oblige à la modifier ; aussi, si nous admettons qu'il existe une forme hystérique de cette affection, devrons-nous bien plus éviter toute précipitation avant de porter un jugement quel qu'il soit.

Maladie de Parkinson classique. — La maladie de Parkinson classique, débute ordinairement après 40 ans, tandis que la paralysie agitante hystérique peut se manifester bien avant, au moment de la puberté surtout. Les deux formes relèvent souvent de l'hérédité nerveuse, mais tandis qu'elle est constante chez les hystériques, chez les parkinsonniens elle peut faire défaut. En ce qui concerne le rôle des émotions, des traumatismes, il semble moins bien défini chez ces derniers, chez eux aussi la maladie s'installe généralement d'une façon plus lente et assez souvent à la suite d'un froid humide prolongé; de là son

origine rhumatismale aux yeux de quelques auteurs. Cette
dernière cause n'est pas invoquée en faveur de l'hystérie.

A la période d'état, certes tous les symptômes, soit successivement, soit simultanément, de la paralysie agitante
peuvent être simulés par l'hystérie. Mais alors la névrose
se révèlera par les commémoratifs ou des signes bien
définis tels que : zones spasmogènes, crises de la grande
hystérie, et aussi par des troubles intéressant la sensibilité,
par des troubles sensoriels, des troubles mentaux particuliers, des troubles trophiques et vaso-moteurs, des troubles viscéraux et des troubles de la nutrition. Il conviendra
d'apprécier exactement quel degré il existe d'anesthésie
profonde (os, muscles et ligaments), de l'anesthésie du pha-
rynx et de la conjonctive si fréquente qu'elle fait partie
des stigmates de l'hystérie, d'étudier les modalités de ces
anesthésies sous l'action des crises, de la suggestion, de
l'application des aimants, des plaques métalliques,
etc., de déceler l'allochérie si elle se présente. Les hypé-
resthésies aussi sont fréquentes, aussi il sera bon d'explo-
rer les diverses zones hystérogènes dans leurs diverses
localisations. Quant aux troubles de la vision, ils con-
sistent dans un rétrécissement du champ visuel; quelquefois il y a de l'amaurose, de la dyschromatopsie, de l'anesthésie cornéenne, du blépharospasme, du strabisme et du nystagmus. La surdité intervient quelquefois, la gustation est
souvent pervertie. Le système vaso-moteur réagit souvent
avec énergie, produisant la dermographie et l'œdème
bleu. Enfin les troubles dans la sensibilité pharyngée
provoquent souvent de la dysphagie, de l'aérophagie,
etc. Il sera intéressant de noter le taux de l'urée, de voir si
l'inversion de la formule des phosphates existe ou non. Un
examen si méthodique et si minutieux nous permettra de

dire s'il est vrai que la maladie qui nous occupe est sous la dépendance de la grande névrose.

Affections s'accompagnant de tremblement. — Plusieurs affections s'accompagnent d'un tremblement qui se rapproche plus ou moins de celui de la paralysie agitante. Indépendamment de l'absence d'hystérie qu'il sera bon de noter, on peut nettement différencier le tremblement dans ces diverses affections.

A. Le tremblement sénile occupe aussi la tête, fait excessivement rare dans la paralysie agitante. Les oscillations ont, il est vrai, à peu près le même rythme, mais il ne s'accompagne pas de désordres de l'attitude, de la physionomie ou de la démarche.

B. Dans la sclérose en plaques, le tremblement envahit aussi la tête, comme tout le reste du corps ; il est nul à l'état de repos, contrairement au tremblement parkinsonien, et a un caractère purement intentionnel ; il augmente pendant l'exécution de l'acte volontaire, tandis qu'il tend plutôt à diminuer dans la maladie de Parkinson. Nous rattacherons ici le tremblement mercuriel qui a à peu près les mêmes caractères que celui de la sclérose en plaques.

Nous pouvons parler encore du tremblement héréditaire étudié par Debove, Renault, Etienne, etc., mais nous ne le voyons pas associé à la rigidité musculaire et de plus il s'accompagne « d'un tableau de dégénérescence mentale ». Les tremblements toxiques, alcool, plomb, mercure (nous avons déjà parlé de ce dernier) se présentent accompagnés de leur cortège symptomatique.

De ce rapide parallèle il nous paraît qu'en présence d'un sujet que la névrose tient sous sa dépendance, si nous pouvons par élimination conclure à une paralysie agitante, il nous sera permis d'affirmer l'origine hystérique de l'affection.

ÉTIOLOGIE DE LA PARALYSIE AGITANTE
HYSTÉRIQUE

Il est deux causes qui peuvent se trouver à l'origine de la paralysie agitante : ce sont les émotions et les traumatismes, que cette affection soit ou non sous la dépendance de l'hystérie. Mais si nous envisageons la nosologie de cette dernière, il est indispensable d'indiquer une foule de causes universellement considérées comme prédisposantes et qui sont invoquées à propos de l'hystérie, car faire l'étiologie de cette forme de paralysie agitante, c'est faire l'étiologie de l'hystérie elle-même. Nous voulons parler des conditions de race, de sexe, d'âge, de milieu, d'éducation et surtout d'hérédité. Il faut tenir compte aussi, dans une certaine mesure, de l'état de l'organisme et de la prédisposition créée par les maladies générales ou infectieuses. En effet, il ne s'agit ici non moins que d'énumérer les causes de l'hystérie elle-même.

Age. — L'hystérie s'observe à peu près avec une égale fréquence chez toutes les races et dans tous les milieux ; il ne semble pas que l'on doive accorder une influence bien considérable à l'âge ; s'il est vrai que l'hystérie apparaît à tout âge aussi bien chez les jeunes sujets que chez les vieillards, il faut néanmoins signaler un maximum de fréquence entre 20 et 25 ans.

Sexe. — Avec le sexe nous nous trouvons en présence d'une cause étiologique plus sérieuse puisque pendant longtemps on a cru que l'hystérie ne pouvait se manifester que chez la femme ; disons que l'hystérie, quoique beaucoup plus fréquente chez la femme, peut néanmoins se rencontrer chez l'homme et l'hystérie masculine ne doit pas être regardée comme une exception.

Hérédité. — L'hérédité joue ici un grand rôle, c'est sa cause primordiale, dit Charcot, et on trouve la plupart du temps des antécédents névropathiques chez les parents, et la fille dont la mère aurait présenté des phénomènes d'hystérie aurait, d'après Briquet, une chance sur trois de devenir hystérique. Gilles de la Tourette a trouvé quatre filles hystériques sur cinq dans la même famille. Elle est plus manifeste dans l'hystérie masculine et prépondérante dans l'hystérie infantile. Il y aurait même une hérédité de transformation consistant en ce qu'un des générateurs aurait été atteint d'une névrose autre que l'hystérie. On a cité les diathèses, l'alcoolisme, la syphilis, la tuberculose, l'arthritisme. Notons toutefois que, même dans ces cas, comme dans tous les autres, tous ces phénomènes, ces état morbides, ne sont que des agents provocateurs, selon l'expression de Georges Guyon (Thèse de Paris, 1889), mettant en jeu un seul et unique facteur : la prédisposition.

Traumatisme. — Quant au traumatisme, sa répercussion sur les centres, shock nerveux, exerce son influence en éveillant et rappelant la névrose. Souvent aussi, il faut le dire, il exerce une action de localisation directe

« sur les phénomènes à venir » (Gilles de la Tourette).
Ainsi se produiront suivant le point frappé des monoplégies d'un membre supérieur, d'un membre inférieur, etc.

Nous avons parlé des maladies générales et infectieuses ; parmi ces dernières on peut citer la fièvre typhoïde, la pneumonie, la grippe, la scarlatine, la diphtérie,
le paludisme, la syphilis, la tuberculose ; et parmi les
maladies générales, le diabète et la chlorose. Quelle que
soit la théorie invoquée tour à tour pour expliquer leur
rôle pathogénique : débilitation de l'organisme, lésion
nerveuse etc., il est certain que ce rôle existe. Nous citerons
aussi l'onanisme, si souvent constaté chez les femmes et
moins souvent chez les hommes.

Il resterait à se prononcer sur la cause vraiment déter-
minante de l'hystérie, mais jusqu'ici les opinions les plus
opposées, les hypothèses les plus variées ont prouvé que
nos données actuelles ne sont pas suffisantes pour conclure et que le terme même de névrose ne sert qu'à mas-
quer notre ignorance sur la cause première des phénomènes morbides que nous constatons.

TRAITEMENT DE LA PARALYSIE AGITANTE HYSTÉRIQUE

Pour bien traiter un phénomène hystérique quel qu'il soit, il faudrait s'adresser à la cause primordiale, à la lésion; malheureusement, nous l'avons vu, cette cause nous échappe. Nous sommes réduits à nous en tenir à une thérapeutique empirique et hélas! bien souvent précaire. Inutile de s'adresser aux médicaments essayés dans la paralysie agitante si leur action médicatrice n'affecte pas les centres nerveux: sous-carbonate de fer (Elliotson), chlorure de baryum (Brown-Sequard): la strychnine, vantée par Trousseau, est nettement contre-indiquée. En un mot, il faut ici encore traiter l'hystérie.

Par des mesures prophylactiques on essaiera de corriger les tares héréditaires ou acquises. Il faudra éviter les émotions, les excitations de toute sorte, le surmenage intellectuel et moral, favoriser au contraire les exercices physiques, la vie au grand air, tout ce qui en quelque sorte, contribuant au développement normal de l'individu, assure le repos de l'esprit et la quiétude du cœur. Il faudra éviter à tout prix toute secousse physique ou morale et ne pas oublier qu'un simple choc, un traumatisme habituellement sans importance peut être le point de départ de l'affection qui nous occupe. Quant au trai-

tement curatif, il sera logique d'agir d'abord par un traitement général. Le malade sera isolé aussi complètement
que possible, soumis par suite à un repos réparateur et
débarrassé des impressions de l'entourage, trop fortes pour
ses nerfs surexcités. L'hydrothérapie pourra être d'un
réel secours. Mais il semble que la suggestion doive occu-
per ici une place prépondérante ; isolement et hypno-
tisme, voilà pour Charcot les deux principaux moyens de
lutter contre la névrose. Par ce dernier moyen on cherche
à modifier le caractère, les conceptions et à imposer une
discipline aux facultés en quelque sorte ébranlées.

Les antispasmodiques, les stupéfiants aideront dans
une certaine mesure le praticien à régler et atténuer
les manifestations anormales et brusques d'un organisme réagissant mal contre le processus morbide qui
tend à le dominer. Ainsi sera combattu dans cette
mesure le tremblement hystérique tout en bénéficiant
de l'efficacité des autres moyens.

Quant aux autres symptômes, aux raideurs et aux
contractures en particulier, le massage sera mis en
œuvre, mais c'est surtout à l'électricité et à son action
esthésiogène qu'il faudra recourir et autant que possible
de bonne heure, pour mieux « réveiller les sensibilités
éteintes » (Gilles de la Tourette et Georges Gasne). Contre les accidents hystériques tels que les paralysies et les
contractures, il faut lutter par des moyens qui frappent
l'imagination des malades; ainsi agissent les aimants,
l'électricité statique, la faradisation (Collet). Il faudra
donc aussi rechercher l'effet psychique de ces procédés
et, si on échoue, on peut essayer les applications métalliques en s'inspirant des règles édictées par Vigouroux
pour le choix du métal approprié.

On peut dire en terminant que si la paralysie agitante à forme hystérique donne plus de prise à la thérapeutique que la maladie de Parkinson classique, on ne sera cependant pas autorisé devant un succès momentané à conclure à une guérison définitive.

INDEX BIBLIOGRAPHIQUE

BECHET. — Contribution à l'étude clinique des formes de la maladie de Parkinson. Thèse de Paris, 1892.

BLOCQ. — Des contractures. Thèse de Paris, 1888.

BOINET. — Tremblement, chorée rythmée et syndrome fruste de Parkinson de nature hystérique. Progrès médical, 1891.

BOUCHER. — De la maladie de Parkinson et en particulier de la forme fruste. Thèse de Paris, 1877.

BOURNEVILLE et GUÉRARD. — De la sclérose en plaques disséminées. Paris, 1869.

CAMP M. C. D. — Publications anglaises. Semaine médicale, 17 juillet 1907.

CHABBERT. — Paralysie agitante et hystérie. Archives de Neurologie, 1893, p. 438.

CHARCOT. — Leçons cliniques de 1875. Paralysie agitante.

COLLET. — Précis de pathologie interne. T. I.

DUTIL. — Contribution à l'étude des tremblements hystériques. Thèse de Paris, 1891.

GAUSSEL. — Extrait de la Gazette des Hôpitaux, 7 novembre 1907, n° 127.

GILLES DE LA TOURETTE. — Traité de médecine de Brouardel. T. X.

GRASSET et RAUZIER. — Maladies du système nerveux. T. II.

GREIDENBERG in Wralch, n° 40, St-Pétersbourg 1888. — Un cas de paralysie agitante hystérique.

GUYON (Georges). — Les agents provocateurs de l'hystérie. Thèse de Paris, 1889.

Homolle (Henri). — Hémianesthésie hystérique anormale avec contracture et tremblement, membre inférieur droit. Progrès médical, 5 juillet 1879, p. 157.

Lamarche. — De la paralysie agitante. Thèse de Montpellier, 1899.

Oppenhein. — Paralysie agitante forme originale de la névrose traumatique. Charité Annales, 1889, t. XIV, p. 415.

Ordenstein. — Sur la paralysie agitante et la sclérose en plaques disséminées. Thèse de Paris, 1867.

Ormerod. — British medical journal, décembre 1887, p. 1216.

Parkinson. — Essay on the shaking palsy. London, 1817.

Rendu. — Tremblements hystériques. Société médicale des Hôpitaux, 1889.

Richer. — Nouvelle iconographie de la Salpêtrière, 1888, obs. X.

Sagar. — System morborum sympt. cl. VII, l. XXII, 3.

Sauvages. — Nosologia methodica, class. IV, XXI.

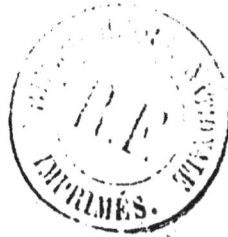

SERMENT

En présence des Maîtres de cette Ecole, de mes chers con-
disciples, et devant l'effigie d'Hippocrate, je promets et je jure,
au nom de l'Etre suprême, d'être fidèle aux lois de l'honneur
et de la probité dans l'exercice de la Médecine. Je donnerai
mes soins gratuits à l'indigent, et n'exigerai jamais un salaire
au-dessus de mon travail. Admis dans l'intérieur des maisons,
mes yeux ne verront pas ce qui s'y passe ; ma langue taira les
secrets qui me seront confiés, et mon état ne servira pas à
corrompre les mœurs ni à favoriser le crime. Respectueux et
reconnaissant envers mes Maîtres, je rendrai à leurs enfants
l'instruction que j'ai reçue de leurs pères.

Que les hommes m'accordent leur estime si je suis fidèle
a mes promesses! Que je sois couvert d'opprobre et méprisé
de mes confrères si j'y manque !